Vorwort

Los geht's. Du willst schlechte Gewohnheiten ändern? Du willst endlich regelmäßig aktiv sein und fit werden? Dann hast du mit diesem 90 Tage Journal genau das richtige Buch gekauft.

Dieses Buch gibt dir einen Trainingsplan für die nächsten 90 Tage. Auf diese Weise wirst du nicht nur Momentum aufbauen, um weiterzumachen, sondern auch neue Gewohnheiten, die dich verändern werden.

Ein paar wichtige Punkte:

1. Vielleicht kennst du noch nicht jede Übung, das ist ok. Übungen und Trainings
Tage werden wiederholt, bis du dich wie ein Profi bewegst.

2. Wenn du eine Übung nicht kennst, gib einfach den Namen auf YouTube ein, du wirst Anleitungen zu jeder Übung finden.

3. Wenn du das Gefühl hast, dass du nicht das volle Training für den Tag machen kannst, dann geh es langsam an und versuche, so viel wie möglich zu tun. Aber denk immer daran: Gesundheit steht an erster Stelle.

4. Auch wenn du einen Trainingstag überspringen musst, weil du krank bist oder einfach nicht kannst. Mach dir keine Sorgen. Mach einfach mit dem nächsten Training weiter.

5. Versuche gesunde Gewohnheiten zu entwickeln. Hier sind ein paar Beispiele:
a. Nimm die Treppe, nicht den Aufzug.
b. Ess weniger verarbeitete Lebensmittel.
c. Mehr Gemüse und Obst.
d. Versuch mehr zu gehen, nehm nicht immer das Auto.
e. Wasser Wasser Wasser Wasser (trinken natürlich.)
f. Versuche jede Nacht durchschnittlich 7-8 Stunden zu schlafen.
g. Genieß' die Reise!

Auf zu den gesündesten 90 Tagen deines Lebens!

Wie man dieses Journal nutzt

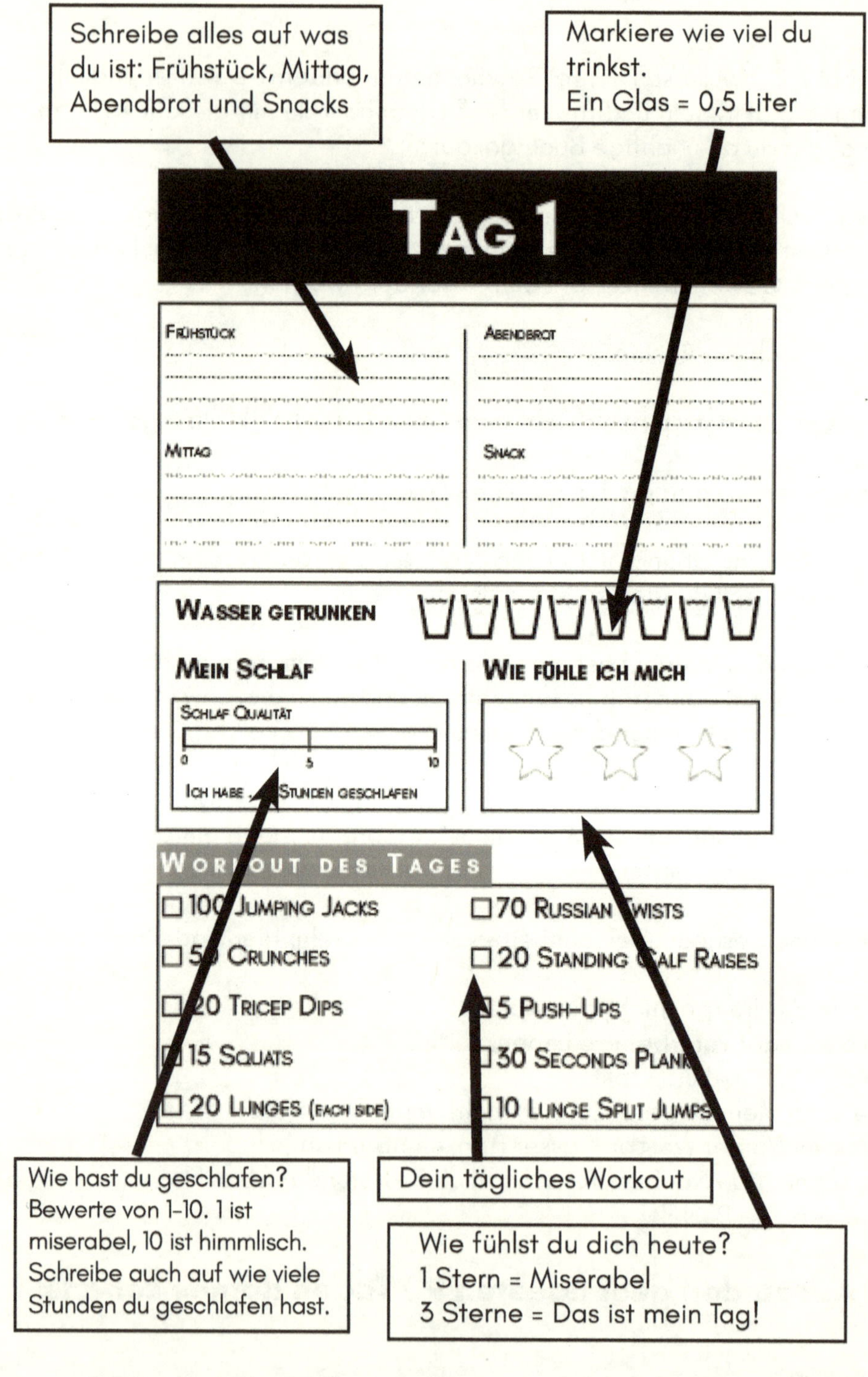

Mach ein grosses X über jeden Tag den du gerockt hast!

Dadurch siehst du, was du bereits erreicht hast und was noch vor dir liegt. Motiviere dich, bereite dich vor und baue

Momentum

1	2	3	4	5	6	7	8	9	**10**
11	12	13	14	15	16	17	18	19	**20**
21	22	23	24	25	26	27	28	29	**30**
31	32	33	34	35	36	37	38	39	**40**
41	42	43	44	45	46	47	48	49	**50**
51	52	53	54	55	56	57	58	59	**60**
61	62	63	64	65	66	67	68	69	**70**
71	72	73	74	75	76	77	78	79	**80**
81	82	83	84	85	86	87	88	89	**90**

Tag 1

Frühstück	Abendbrot
....	....
....	....
....	....
....	....
Mittag	**Snack**
....	....
....	....
....	....
....	....

Wasser getrunken

Mein Schlaf

Schlaf Qualität

0 5 10

Ich habe ..... Stunden geschlafen

Wie fühle ich mich

Workout des Tages

- ☐ 100 Jumping Jacks
- ☐ 50 Crunches
- ☐ 20 Tricep Dips
- ☐ 15 Squats
- ☐ 20 Lunges (each side)
- ☐ 70 Russian Twists
- ☐ 20 Standing Calf Raises
- ☐ 5 Push-Ups
- ☐ 30 Seconds Plank
- ☐ 10 Lunge Split Jumps

Tag 2

Frühstück

....
....
....
....

Abendbrot

....
....
....
....

Mittag

....
....
....
....

Snack

....
....
....
....

Wasser getrunken

Mein Schlaf

Schlaf Qualität

0 5 10

Ich habe ..... Stunden geschlafen

Wie fühle ich mich

☆ ☆ ☆

Workout des Tages

- ☐ 80 Jumping Jacks
- ☐ 50 Vertical Leg Crunches
- ☐ 20 Sit-Ups
- ☐ 15 Tricep Dips
- ☐ 20 Squats
- ☐ 10 Side Lunges (each leg)
- ☐ 15 Leg Lifts (each leg)
- ☐ 50 Bicycles
- ☐ 15 Wall Push-Ups
- ☐ 40 Russian Twists

Tag 3

Frühstück

....

Abendbrot

....

Mittag

....

Snack

....

Wasser getrunken

Mein Schlaf

Schlaf Qualität

0 5 10

Ich habe ..... Stunden geschlafen

Wie fühle ich mich

Workout des Tages

- ☐ 90 Jumping Jacks
- ☐ 20 Tricep Dips
- ☐ 10 Sit-Ups
- ☐ 30 Seconds Plank
- ☐ 30 Squats
- ☐ 15 Incline Push-Ups
- ☐ 40 Crunches
- ☐ 10 Oblique Crunches (each side)
- ☐ 20 Standing Calf Raises

Tag 4

Frühstück

Abendbrot

Mittag

Snack

Wasser getrunken

Mein Schlaf

Schlaf Qualität

0 5 10

Ich habe ..... Stunden geschlafen

Wie fühle ich mich

Workout des Tages

- ☐ 100 Jumping Jacks
- ☐ 25 Vertical Leg Crunches
- ☐ 30 Crunches
- ☐ 20 Squats
- ☐ 20 Wall Push-Ups
- ☐ 50 Russian Twists
- ☐ 15 Seconds Side Plank (each side)
- ☐ 10 Lunge Split Jumps
- ☐ 5 Jump Squats
- ☐ 40 High Knees

Tag 5

Frühstück

Abendbrot

Mittag

Snack

Wasser getrunken

Mein Schlaf

Schlaf Qualität

0 5 10

Ich habe ..... Stunden geschlafen

Wie fühle ich mich

Workout des Tages

- ☐ 60 Jumping Jacks
- ☐ 40 Crunches
- ☐ 10 Sit-Ups
- ☐ 10 Tricep Dips
- ☐ 20 Side Lunges (each side)
- ☐ 15 Incline Push-Ups
- ☐ 10 Oblique Crunches (each side)
- ☐ 30 Butt Kickers
- ☐ 5 Jump Squats
- ☐ 10 Jack Knife Sit-Ups

Tag 6

Frühstück	Abendbrot
....	....
....	....
....	....
....	....
Mittag	**Snack**
....	....
....	....
....	....
....	....

Wasser getrunken

Mein Schlaf

Schlaf Qualität

0 5 10

Ich habe ..... Stunden geschlafen

Wie fühle ich mich

Workout des Tages

- ☐ 50 Jumping Jacks
- ☐ 20 Squats
- ☐ 100 Russian Twists
- ☐ 5 Kneeling Push-Ups
- ☐ 1 Minute Downward Dog
- ☐ 15 Jack Knife Sit-Ups
- ☐ 10 Lunges (each side)
- ☐ 10 Side Lunges (each side)
- ☐ 20 Inner Thigh Lifts (each side)

Tag 7

Frühstück	Abendbrot
....	....
Mittag	Snack
....	....

Wasser getrunken

Mein Schlaf

Schlaf Qualität

0 5 10

Ich habe ..... Stunden geschlafen

Wie fühle ich mich

☆ ☆ ☆

Workout des Tages

- ☐ 45 Jumping Jacks
- ☐ 15 Squats
- ☐ 5 Jump Squats
- ☐ 50 Russian Twists
- ☐ 30 Seconds Plank
- ☐ 10 Standing Calf Raises
- ☐ 5 Kneeling Push-Ups
- ☐ 30 Seconds Superman
- ☐ 10 Lunges (each side)
- ☐ 40 Crunches

Tag 8

Frühstück
....
....
....
....

Abendbrot
....
....
....
....

Mittag
....
....
....
....

Snack
....
....
....
....

Wasser getrunken

Mein Schlaf

Schlaf Qualität

0 5 10

Ich habe ..... Stunden geschlafen

Wie fühle ich mich

Workout des Tages

- ☐ 100 Jumping Jacks
- ☐ 50 Crunches
- ☐ 20 Tricep Dips
- ☐ 15 Squats
- ☐ 20 Lunges (each side)
- ☐ 70 Russian Twists
- ☐ 20 Standing Calf Raises
- ☐ 5 Push-Ups
- ☐ 30 Seconds Plank
- ☐ 10 Lunge Split Jumps

Tag 9

Frühstück	Abendbrot
………………………………………	………………………………………
………………………………………	………………………………………
………………………………………	………………………………………
………………………………………	………………………………………
Mittag	**Snack**
………………………………………	………………………………………
………………………………………	………………………………………
………………………………………	………………………………………
………………………………………	………………………………………

Wasser getrunken

Mein Schlaf

Schlaf Qualität

0 5 10

Ich habe ..... Stunden geschlafen

Wie fühle ich mich

☆ ☆ ☆

Workout des Tages

- ☐ 80 Jumping Jacks
- ☐ 50 Vertical Leg Crunches
- ☐ 20 Sit-Ups
- ☐ 15 Tricep Dips
- ☐ 20 Squats
- ☐ 10 Side Lunges (each leg)
- ☐ 15 Leg Lifts (each leg)
- ☐ 50 Bicycles
- ☐ 15 Wall Push-Ups
- ☐ 40 Russian Twists

Tag 10

Frühstück

....

....

....

....

Mittag

....

....

....

....

Abendbrot

....

....

....

....

Snack

....

....

....

....

Wasser getrunken

Mein Schlaf

Schlaf Qualität

0 5 10

Ich habe ..... Stunden geschlafen

Wie fühle ich mich

Workout des Tages

- ☐ 90 Jumping Jacks
- ☐ 20 Tricep Dips
- ☐ 10 Sit-Ups
- ☐ 30 Seconds Plank
- ☐ 30 Squats
- ☐ 15 Incline Push-Ups
- ☐ 40 Crunches
- ☐ 10 Oblique Crunches (each side)
- ☐ 20 Standing Calf Raises

Tag 11

Frühstück

Mittag

Abendbrot

Snack

Wasser getrunken

Mein Schlaf

Schlaf Qualität

0 5 10

Ich habe ..... Stunden geschlafen

Wie fühle ich mich

Workout des Tages

- ☐ 100 Jumping Jacks
- ☐ 25 Vertical Leg Crunches
- ☐ 30 Crunches
- ☐ 20 Squats
- ☐ 20 Wall Push-Ups
- ☐ 50 Russian Twists
- ☐ 15 Seconds Side Plank (each side)
- ☐ 10 Lunge Split Jumps
- ☐ 5 Jump Squats
- ☐ 40 High Knees

Tag 12

Frühstück

Abendbrot

Mittag

Snack

Wasser getrunken

Mein Schlaf

Schlaf Qualität

0 5 10

Ich habe ..... Stunden geschlafen

Wie fühle ich mich

Workout des Tages

- ☐ 60 Jumping Jacks
- ☐ 40 Crunches
- ☐ 10 Sit-Ups
- ☐ 10 Tricep Dips
- ☐ 20 Side Lunges (each side)
- ☐ 15 Incline Push-Ups
- ☐ 10 Oblique Crunches (each side)
- ☐ 30 Butt Kickers
- ☐ 5 Jump Squats
- ☐ 10 Jack Knife Sit-Ups

Tag 13

Frühstück
....
....
....
....

Mittag
....
....
....
....

Abendbrot
....
....
....
....

Snack
....
....
....
....

Wasser getrunken

Mein Schlaf

Schlaf Qualität

0 5 10

Ich habe ..... Stunden geschlafen

Wie fühle ich mich

Workout des Tages

- ☐ 50 Jumping Jacks
- ☐ 20 Squats
- ☐ 100 Russian Twists
- ☐ 5 Kneeling Push-Ups
- ☐ 1 Minute Downward Dog
- ☐ 15 Jack Knife Sit-Ups
- ☐ 10 Lunges (each side)
- ☐ 10 Side Lunges (each side)
- ☐ 20 Inner Thigh Lifts (each side)

Tag 14

Frühstück

....

....

....

....

Mittag

....

....

....

....

Abendbrot

....

....

....

....

Snack

....

....

....

....

Wasser getrunken

Mein Schlaf

Schlaf Qualität

0 5 10

Ich habe ..... Stunden geschlafen

Wie fühle ich mich

Workout des Tages

- ☐ 45 Jumping Jacks
- ☐ 15 Squats
- ☐ 5 Jump Squats
- ☐ 50 Russian Twists
- ☐ 30 Seconds Plank
- ☐ 10 Standing Calf Raises
- ☐ 5 Kneeling Push-Ups
- ☐ 30 Seconds Superman
- ☐ 10 Lunges (each side)
- ☐ 40 Crunches

TAG 15

FRÜHSTÜCK

....
....
....
....

ABENDBROT

....
....
....
....

MITTAG

....
....
....
....

SNACK

....
....
....
....

WASSER GETRUNKEN

MEIN SCHLAF

SCHLAF QUALITÄT

0 5 10

ICH HABE ..... STUNDEN GESCHLAFEN

WIE FÜHLE ICH MICH

WORKOUT DES TAGES

- ☐ 100 JUMPING JACKS
- ☐ 50 CRUNCHES
- ☐ 20 TRICEP DIPS
- ☐ 15 SQUATS
- ☐ 20 LUNGES (EACH SIDE)
- ☐ 70 RUSSIAN TWISTS
- ☐ 20 STANDING CALF RAISES
- ☐ 5 PUSH-UPS
- ☐ 30 SECONDS PLANK
- ☐ 10 LUNGE SPLIT JUMPS

Tag 16

Frühstück

....

....

....

....

Mittag

....

....

....

....

Snack

....

....

....

....

Wasser getrunken

Mein Schlaf

Schlaf Qualität

0 5 10

Ich habe ..... Stunden geschlafen

Wie fühle ich mich

Workout des Tages

- ☐ 80 Jumping Jacks
- ☐ 50 Vertical Leg Crunches
- ☐ 20 Sit-Ups
- ☐ 15 Tricep Dips
- ☐ 20 Squats
- ☐ 10 Side Lunges (each leg)
- ☐ 15 Leg Lifts (each leg)
- ☐ 50 Bicycles
- ☐ 15 Wall Push-Ups
- ☐ 40 Russian Twists

Tag 17

Frühstück

Mittag

Abendbrot

Snack

Wasser getrunken

Mein Schlaf

Schlaf Qualität

0 5 10

Ich habe ..... Stunden geschlafen

Wie fühle ich mich

Workout des Tages

- ☐ 90 Jumping Jacks
- ☐ 20 Tricep Dips
- ☐ 10 Sit-Ups
- ☐ 30 Seconds Plank
- ☐ 30 Squats
- ☐ 15 Incline Push-Ups
- ☐ 40 Crunches
- ☐ 10 Oblique Crunches (each side)
- ☐ 20 Standing Calf Raises

Tag 18

Frühstück

....

....

....

....

Mittag

....

....

....

....

Abendbrot

....

....

....

....

Snack

....

....

....

....

Wasser getrunken

Mein Schlaf

Schlaf Qualität

0 5 10

Ich habe ..... Stunden geschlafen

Wie fühle ich mich

Workout des Tages

- ☐ 100 Jumping Jacks
- ☐ 25 Vertical Leg Crunches
- ☐ 30 Crunches
- ☐ 20 Squats
- ☐ 20 Wall Push-Ups
- ☐ 50 Russian Twists
- ☐ 15 Seconds Side Plank (each side)
- ☐ 10 Lunge Split Jumps
- ☐ 5 Jump Squats
- ☐ 40 High Knees

Tag 19

Frühstück
....
....
....
....

Mittag
....
....
....
....

Abendbrot
....
....
....
....

Snack
....
....
....
....

Wasser getrunken

Mein Schlaf

Schlaf Qualität

0 5 10

Ich habe ..... Stunden geschlafen

Wie fühle ich mich

Workout des Tages

- ☐ 60 Jumping Jacks
- ☐ 40 Crunches
- ☐ 10 Sit-Ups
- ☐ 10 Tricep Dips
- ☐ 20 Side Lunges (each side)
- ☐ 15 Incline Push-Ups
- ☐ 10 Oblique Crunches (each side)
- ☐ 30 Butt Kickers
- ☐ 5 Jump Squats
- ☐ 10 Jack Knife Sit-Ups

Tag 20

Frühstück

....

....

....

....

Abendbrot

....

....

....

....

Mittag

....

....

....

....

Snack

....

....

....

....

Wasser getrunken

Mein Schlaf

Schlaf Qualität

0 5 10

Ich habe ..... Stunden geschlafen

Wie fühle ich mich

Workout des Tages

- ☐ 50 Jumping Jacks
- ☐ 20 Squats
- ☐ 100 Russian Twists
- ☐ 5 Kneeling Push-Ups
- ☐ 1 Minute Downward Dog
- ☐ 15 Jack Knife Sit-Ups
- ☐ 10 Lunges (each side)
- ☐ 10 Side Lunges (each side)
- ☐ 20 Inner Thigh Lifts (each side)

Tag 21

Frühstück

....

....

....

....

Mittag

....

....

....

....

Abendbrot

....

....

....

....

Snack

....

....

....

....

Wasser getrunken

Mein Schlaf

Schlaf Qualität

0 5 10

Ich habe ..... Stunden geschlafen

Wie fühle ich mich

Workout des Tages

- ☐ 45 Jumping Jacks
- ☐ 15 Squats
- ☐ 5 Jump Squats
- ☐ 50 Russian Twists
- ☐ 30 Seconds Plank
- ☐ 10 Standing Calf Raises
- ☐ 5 Kneeling Push-Ups
- ☐ 30 Seconds Superman
- ☐ 10 Lunges (each side)
- ☐ 40 Crunches

Tag 22

Frühstück

....
....
....
....

Abendbrot

....
....
....
....

Mittag

....
....
....
....

Snack

....
....
....
....

Wasser getrunken

Mein Schlaf

Schlaf Qualität

0 5 10

Ich habe ..... Stunden geschlafen

Wie fühle ich mich

Workout des Tages

- ☐ 100 Jumping Jacks
- ☐ 50 Crunches
- ☐ 20 Tricep Dips
- ☐ 15 Squats
- ☐ 20 Lunges (each side)
- ☐ 70 Russian Twists
- ☐ 20 Standing Calf Raises
- ☐ 5 Push-Ups
- ☐ 30 Seconds Plank
- ☐ 10 Lunge Split Jumps

TAG 23

FRÜHSTÜCK

....

....

....

....

MITTAG

....

....

....

....

ABENDBROT

....

....

....

....

SNACK

....

....

....

....

WASSER GETRUNKEN

MEIN SCHLAF

SCHLAF QUALITÄT

0 5 10

ICH HABE ..... STUNDEN GESCHLAFEN

WIE FÜHLE ICH MICH

WORKOUT DES TAGES

- ☐ 80 JUMPING JACKS
- ☐ 50 VERTICAL LEG CRUNCHES
- ☐ 20 SIT-UPS
- ☐ 15 TRICEP DIPS
- ☐ 20 SQUATS
- ☐ 10 SIDE LUNGES (EACH LEG)
- ☐ 15 LEG LIFTS (EACH LEG)
- ☐ 50 BICYCLES
- ☐ 15 WALL PUSH-UPS
- ☐ 40 RUSSIAN TWISTS

Tag 24

Frühstück
....
....
....
....

Abendbrot
....
....
....
....

Mittag
....
....
....
....

Snack
....
....
....
....

Wasser getrunken

Mein Schlaf

Schlaf Qualität

0 5 10

Ich habe ..... Stunden geschlafen

Wie fühle ich mich

Workout des Tages

- ☐ 90 Jumping Jacks
- ☐ 20 Tricep Dips
- ☐ 10 Sit-Ups
- ☐ 30 Seconds Plank
- ☐ 30 Squats
- ☐ 15 Incline Push-Ups
- ☐ 40 Crunches
- ☐ 10 Oblique Crunches (each side)
- ☐ 20 Standing Calf Raises

Tag 25

Frühstück

Abendbrot

Mittag

Snack

Wasser getrunken

Mein Schlaf

Schlaf Qualität

0 5 10

Ich habe ..... Stunden geschlafen

Wie fühle ich mich

Workout des Tages

- ☐ 100 Jumping Jacks
- ☐ 25 Vertical Leg Crunches
- ☐ 30 Crunches
- ☐ 20 Squats
- ☐ 20 Wall Push-Ups
- ☐ 50 Russian Twists
- ☐ 15 Seconds Side Plank (each side)
- ☐ 10 Lunge Split Jumps
- ☐ 5 Jump Squats
- ☐ 40 High Knees

Tag 26

Frühstück

Abendbrot

Mittag

Snack

Wasser getrunken

Mein Schlaf

Schlaf Qualität

0 5 10

Ich habe ..... Stunden geschlafen

Wie fühle ich mich

Workout des Tages

- ☐ 60 Jumping Jacks
- ☐ 40 Crunches
- ☐ 10 Sit-Ups
- ☐ 10 Tricep Dips
- ☐ 20 Side Lunges (each side)
- ☐ 15 Incline Push-Ups
- ☐ 10 Oblique Crunches (each side)
- ☐ 30 Butt Kickers
- ☐ 5 Jump Squats
- ☐ 10 Jack Knife Sit-Ups

Tag 27

Frühstück

....
....
....
....

Abendbrot

....
....
....
....

Mittag

....
....
....
....

Snack

....
....
....
....

Wasser getrunken

Mein Schlaf

Schlaf Qualität

0 5 10

Ich habe ..... Stunden geschlafen

Wie fühle ich mich

Workout des Tages

- ☐ 50 Jumping Jacks
- ☐ 20 Squats
- ☐ 100 Russian Twists
- ☐ 5 Kneeling Push-Ups
- ☐ 1 Minute Downward Dog
- ☐ 15 Jack Knife Sit-Ups
- ☐ 10 Lunges (each side)
- ☐ 10 Side Lunges (each side)
- ☐ 20 Inner Thigh Lifts (each side)

Tag 28

Frühstück

....

....

....

....

Mittag

....

....

....

....

Abendbrot

....

....

....

....

Snack

....

....

....

....

Wasser getrunken

Mein Schlaf

Schlaf Qualität

0 5 10

Ich habe ..... Stunden geschlafen

Wie fühle ich mich

Workout des Tages

- ☐ 45 Jumping Jacks
- ☐ 15 Squats
- ☐ 5 Jump Squats
- ☐ 50 Russian Twists
- ☐ 30 Seconds Plank
- ☐ 10 Standing Calf Raises
- ☐ 5 Kneeling Push-Ups
- ☐ 30 Seconds Superman
- ☐ 10 Lunges (each side)
- ☐ 40 Crunches

Tag 29

Frühstück

Abendbrot

Mittag

Snack

Wasser getrunken

Mein Schlaf

Schlaf Qualität

0 5 10

Ich habe ..... Stunden geschlafen

Wie fühle ich mich

Workout des Tages

- ☐ 100 Jumping Jacks
- ☐ 50 Crunches
- ☐ 20 Tricep Dips
- ☐ 15 Squats
- ☐ 20 Lunges (each side)
- ☐ 70 Russian Twists
- ☐ 20 Standing Calf Raises
- ☐ 5 Push-Ups
- ☐ 30 Seconds Plank
- ☐ 10 Lunge Split Jumps

Tag 30

Frühstück

....

....

....

....

....

....

....

....

Mittag

....

....

....

....

Snack

....

....

....

....

Wasser getrunken

Mein Schlaf

Schlaf Qualität

0 5 10

Ich habe ..... Stunden geschlafen

Wie fühle ich mich

Workout des Tages

- ☐ 80 Jumping Jacks
- ☐ 50 Vertical Leg Crunches
- ☐ 20 Sit-Ups
- ☐ 15 Tricep Dips
- ☐ 20 Squats
- ☐ 10 Side Lunges (each leg)
- ☐ 15 Leg Lifts (each leg)
- ☐ 50 Bicycles
- ☐ 15 Wall Push-Ups
- ☐ 40 Russian Twists

Tag 31

Frühstück
....
....
....
....

Abendbrot
....
....
....
....

Mittag
....
....
....
....

Snack
....
....
....
....

Wasser getrunken

Mein Schlaf

Schlaf Qualität

0 5 10

Ich habe ..... Stunden geschlafen

Wie fühle ich mich

Workout des Tages

- ☐ 90 Jumping Jacks
- ☐ 20 Tricep Dips
- ☐ 10 Sit-Ups
- ☐ 30 Seconds Plank
- ☐ 30 Squats
- ☐ 15 Incline Push-Ups
- ☐ 40 Crunches
- ☐ 10 Oblique Crunches (each side)
- ☐ 20 Standing Calf Raises

Tag 32

Frühstück
....
....
....
....

Mittag
....
....
....
....

Abendbrot
....
....
....
....

Snack
....
....
....
....

Wasser getrunken

Mein Schlaf

Schlaf Qualität

0 5 10

Ich habe ..... Stunden geschlafen

Wie fühle ich mich

Workout des Tages

- ☐ 100 Jumping Jacks
- ☐ 25 Vertical Leg Crunches
- ☐ 30 Crunches
- ☐ 20 Squats
- ☐ 20 Wall Push-Ups
- ☐ 50 Russian Twists
- ☐ 15 Seconds Side Plank (each side)
- ☐ 10 Lunge Split Jumps
- ☐ 5 Jump Squats
- ☐ 40 High Knees

Tag 33

Frühstück

Abendbrot

Mittag

Snack

Wasser getrunken

Mein Schlaf

Schlaf Qualität

0 5 10

Ich habe ..... Stunden geschlafen

Wie fühle ich mich

Workout des Tages

- ☐ 60 Jumping Jacks
- ☐ 40 Crunches
- ☐ 10 Sit-Ups
- ☐ 10 Tricep Dips
- ☐ 20 Side Lunges (each side)
- ☐ 15 Incline Push-Ups
- ☐ 10 Oblique Crunches (each side)
- ☐ 30 Butt Kickers
- ☐ 5 Jump Squats
- ☐ 10 Jack Knife Sit-Ups

Tag 34

Frühstück

....

Abendbrot

....

Mittag

....

Snack

....

Wasser getrunken

Mein Schlaf

Schlaf Qualität

0 5 10

Ich habe ..... Stunden geschlafen

Wie fühle ich mich

Workout des Tages

- ☐ 50 Jumping Jacks
- ☐ 20 Squats
- ☐ 100 Russian Twists
- ☐ 5 Kneeling Push-Ups
- ☐ 1 Minute Downward Dog
- ☐ 15 Jack Knife Sit-Ups
- ☐ 10 Lunges (each side)
- ☐ 10 Side Lunges (each side)
- ☐ 20 Inner Thigh Lifts (each side)

Tag 35

Frühstück

Mittag

Abendbrot

Snack

Wasser getrunken

Mein Schlaf

Schlaf Qualität

0 5 10

Ich habe ..... Stunden geschlafen

Wie fühle ich mich

Workout des Tages

- ☐ 45 Jumping Jacks
- ☐ 15 Squats
- ☐ 5 Jump Squats
- ☐ 50 Russian Twists
- ☐ 30 Seconds Plank
- ☐ 10 Standing Calf Raises
- ☐ 5 Kneeling Push-Ups
- ☐ 30 Seconds Superman
- ☐ 10 Lunges (each side)
- ☐ 40 Crunches

Tag 36

Frühstück
....
....
....
....

Abendbrot
....
....
....
....

Mittag
....
....
....
....

Snack
....
....
....
....

Wasser getrunken

Mein Schlaf

Schlaf Qualität

0 5 10

Ich habe ..... Stunden geschlafen

Wie fühle ich mich

Workout des Tages

- ☐ 100 Jumping Jacks
- ☐ 50 Crunches
- ☐ 20 Tricep Dips
- ☐ 15 Squats
- ☐ 20 Lunges (each side)
- ☐ 70 Russian Twists
- ☐ 20 Standing Calf Raises
- ☐ 5 Push-Ups
- ☐ 30 Seconds Plank
- ☐ 10 Lunge Split Jumps

Tag 37

Frühstück
....
....
....
....

Abendbrot
....
....
....
....

Mittag
....
....
....
....

Snack
....
....
....
....

Wasser getrunken

Mein Schlaf

Schlaf Qualität

0 5 10

Ich habe ..... Stunden geschlafen

Wie fühle ich mich

Workout des Tages

- ☐ 80 Jumping Jacks
- ☐ 50 Vertical Leg Crunches
- ☐ 20 Sit-Ups
- ☐ 15 Tricep Dips
- ☐ 20 Squats
- ☐ 10 Side Lunges (each leg)
- ☐ 15 Leg Lifts (each leg)
- ☐ 50 Bicycles
- ☐ 15 Wall Push-Ups
- ☐ 40 Russian Twists

Tag 38

Frühstück

Abendbrot

Mittag

Snack

Wasser getrunken

Mein Schlaf

Schlaf Qualität

0 5 10

Ich habe ..... Stunden geschlafen

Wie fühle ich mich

Workout des Tages

- ☐ 90 Jumping Jacks
- ☐ 20 Tricep Dips
- ☐ 10 Sit-Ups
- ☐ 30 Seconds Plank
- ☐ 30 Squats
- ☐ 15 Incline Push-Ups
- ☐ 40 Crunches
- ☐ 10 Oblique Crunches (each side)
- ☐ 20 Standing Calf Raises

Tag 39

Frühstück

Mittag

Abendbrot

Snack

Wasser getrunken

Mein Schlaf

Schlaf Qualität

0 5 10

Ich habe ..... Stunden geschlafen

Wie fühle ich mich

Workout des Tages

- ☐ 100 Jumping Jacks
- ☐ 25 Vertical Leg Crunches
- ☐ 30 Crunches
- ☐ 20 Squats
- ☐ 20 Wall Push-Ups
- ☐ 50 Russian Twists
- ☐ 15 Seconds Side Plank (each side)
- ☐ 10 Lunge Split Jumps
- ☐ 5 Jump Squats
- ☐ 40 High Knees

Tag 40

Frühstück

Abendbrot

Mittag

Snack

Wasser getrunken

Mein Schlaf

Schlaf Qualität

0 5 10

Ich habe ..... Stunden geschlafen

Wie fühle ich mich

Workout des Tages

- ☐ 60 Jumping Jacks
- ☐ 40 Crunches
- ☐ 10 Sit-Ups
- ☐ 10 Tricep Dips
- ☐ 20 Side Lunges (each side)
- ☐ 15 Incline Push-Ups
- ☐ 10 Oblique Crunches (each side)
- ☐ 30 Butt Kickers
- ☐ 5 Jump Squats
- ☐ 10 Jack Knife Sit-Ups

Tag 41

Frühstück

....

Abendbrot

....

Mittag

....

Snack

....

Wasser getrunken

Mein Schlaf

Schlaf Qualität

0 5 10

Ich habe ..... Stunden geschlafen

Wie fühle ich mich

Workout des Tages

- ☐ 50 Jumping Jacks
- ☐ 20 Squats
- ☐ 100 Russian Twists
- ☐ 5 Kneeling Push-Ups
- ☐ 1 Minute Downward Dog
- ☐ 15 Jack Knife Sit-Ups
- ☐ 10 Lunges (each side)
- ☐ 10 Side Lunges (each side)
- ☐ 20 Inner Thigh Lifts (each side)

Tag 42

Frühstück

....

....

....

....

Mittag

....

....

....

....

Abendbrot

....

....

....

....

Snack

....

....

....

....

Wasser getrunken

Mein Schlaf

Schlaf Qualität

0 5 10

Ich habe ..... Stunden geschlafen

Wie fühle ich mich

Workout des Tages

- ☐ 45 Jumping Jacks
- ☐ 15 Squats
- ☐ 5 Jump Squats
- ☐ 50 Russian Twists
- ☐ 30 Seconds Plank
- ☐ 10 Standing Calf Raises
- ☐ 5 Kneeling Push-Ups
- ☐ 30 Seconds Superman
- ☐ 10 Lunges (each side)
- ☐ 40 Crunches

Tag 43

Frühstück

Abendbrot

Mittag

Snack

Wasser getrunken

Mein Schlaf

Schlaf Qualität

0 5 10

Ich habe ..... Stunden geschlafen

Wie fühle ich mich

Workout des Tages

- ☐ 100 Jumping Jacks
- ☐ 50 Crunches
- ☐ 20 Tricep Dips
- ☐ 15 Squats
- ☐ 20 Lunges (each side)
- ☐ 70 Russian Twists
- ☐ 20 Standing Calf Raises
- ☐ 5 Push-Ups
- ☐ 30 Seconds Plank
- ☐ 10 Lunge Split Jumps

Tag 44

Frühstück

....

....

....

....

....

....

....

....

Mittag

....

....

....

....

Snack

....

....

....

....

Wasser getrunken

Mein Schlaf

Schlaf Qualität

0 5 10

Ich habe ..... Stunden geschlafen

Wie fühle ich mich

Workout des Tages

- ☐ 80 Jumping Jacks
- ☐ 50 Vertical Leg Crunches
- ☐ 20 Sit-Ups
- ☐ 15 Tricep Dips
- ☐ 20 Squats
- ☐ 10 Side Lunges (each leg)
- ☐ 15 Leg Lifts (each leg)
- ☐ 50 Bicycles
- ☐ 15 Wall Push-Ups
- ☐ 40 Russian Twists

Tag 45

Frühstück

Abendbrot

Mittag

Snack

Wasser getrunken

Mein Schlaf

Schlaf Qualität

0 5 10

Ich habe ..... Stunden geschlafen

Wie fühle ich mich

Workout des Tages

- ☐ 90 Jumping Jacks
- ☐ 20 Tricep Dips
- ☐ 10 Sit-Ups
- ☐ 30 Seconds Plank
- ☐ 30 Squats
- ☐ 15 Incline Push-Ups
- ☐ 40 Crunches
- ☐ 10 Oblique Crunches (each side)
- ☐ 20 Standing Calf Raises

Tag 46

Frühstück

Mittag

Abendbrot

Snack

Wasser getrunken

Mein Schlaf

Schlaf Qualität

0 5 10

Ich habe ..... Stunden geschlafen

Wie fühle ich mich

Workout des Tages

- ☐ 100 Jumping Jacks
- ☐ 25 Vertical Leg Crunches
- ☐ 30 Crunches
- ☐ 20 Squats
- ☐ 20 Wall Push-Ups
- ☐ 50 Russian Twists
- ☐ 15 Seconds Side Plank (each side)
- ☐ 10 Lunge Split Jumps
- ☐ 5 Jump Squats
- ☐ 40 High Knees

Tag 47

Frühstück

Abendbrot

Mittag

Snack

Wasser getrunken

Mein Schlaf

Schlaf Qualität

0 5 10

Ich habe ..... Stunden geschlafen

Wie fühle ich mich

Workout des Tages

- ☐ 60 Jumping Jacks
- ☐ 40 Crunches
- ☐ 10 Sit-Ups
- ☐ 10 Tricep Dips
- ☐ 20 Side Lunges (each side)
- ☐ 15 Incline Push-Ups
- ☐ 10 Oblique Crunches (each side)
- ☐ 30 Butt Kickers
- ☐ 5 Jump Squats
- ☐ 10 Jack Knife Sit-Ups

Tag 48

Frühstück

....

....

....

....

Mittag

....

....

....

....

Abendbrot

....

....

....

....

Snack

....

....

....

....

Wasser getrunken

Mein Schlaf

Schlaf Qualität

0 5 10

Ich habe ..... Stunden geschlafen

Wie fühle ich mich

Workout des Tages

- ☐ 50 Jumping Jacks
- ☐ 20 Squats
- ☐ 100 Russian Twists
- ☐ 5 Kneeling Push-Ups
- ☐ 1 Minute Downward Dog
- ☐ 15 Jack Knife Sit-Ups
- ☐ 10 Lunges (each side)
- ☐ 10 Side Lunges (each side)
- ☐ 20 Inner Thigh Lifts (each side)

Tag 49

Frühstück

....

Mittag

....

Abendbrot

....

Snack

....

Wasser getrunken

Mein Schlaf

Schlaf Qualität

0 5 10

Ich habe ..... Stunden geschlafen

Wie fühle ich mich

Workout des Tages

- ☐ 45 Jumping Jacks
- ☐ 15 Squats
- ☐ 5 Jump Squats
- ☐ 50 Russian Twists
- ☐ 30 Seconds Plank
- ☐ 10 Standing Calf Raises
- ☐ 5 Kneeling Push-Ups
- ☐ 30 Seconds Superman
- ☐ 10 Lunges (each side)
- ☐ 40 Crunches

Tag 50

Frühstück

Abendbrot

Mittag

Snack

Wasser getrunken

Mein Schlaf

Schlaf Qualität

0 5 10

Ich habe ..... Stunden geschlafen

Wie fühle ich mich

Workout des Tages

- ☐ 100 Jumping Jacks
- ☐ 50 Crunches
- ☐ 20 Tricep Dips
- ☐ 15 Squats
- ☐ 20 Lunges (each side)
- ☐ 70 Russian Twists
- ☐ 20 Standing Calf Raises
- ☐ 5 Push-Ups
- ☐ 30 Seconds Plank
- ☐ 10 Lunge Split Jumps

Tag 51

Frühstück

....

....

....

....

Abendbrot

....

....

....

....

Mittag

....

....

....

....

Snack

....

....

....

....

Wasser getrunken

Mein Schlaf

Schlaf Qualität

0 5 10

Ich habe ..... Stunden geschlafen

Wie fühle ich mich

Workout des Tages

- ☐ 80 Jumping Jacks
- ☐ 50 Vertical Leg Crunches
- ☐ 20 Sit-Ups
- ☐ 15 Tricep Dips
- ☐ 20 Squats
- ☐ 10 Side Lunges (each leg)
- ☐ 15 Leg Lifts (each leg)
- ☐ 50 Bicycles
- ☐ 15 Wall Push-Ups
- ☐ 40 Russian Twists

Tag 52

Frühstück

....

....

....

....

Abendbrot

....

....

....

....

Mittag

....

....

....

....

Snack

....

....

....

....

Wasser getrunken

Mein Schlaf

Schlaf Qualität

0 5 10

Ich habe ..... Stunden geschlafen

Wie fühle ich mich

Workout des Tages

- ☐ 90 Jumping Jacks
- ☐ 20 Tricep Dips
- ☐ 10 Sit-Ups
- ☐ 30 Seconds Plank
- ☐ 30 Squats
- ☐ 15 Incline Push-Ups
- ☐ 40 Crunches
- ☐ 10 Oblique Crunches (each side)
- ☐ 20 Standing Calf Raises

Tag 53

Frühstück
....
....
....
....

Mittag
....
....
....
....

Abendbrot
....
....
....
....

Snack
....
....
....
....

Wasser getrunken

Mein Schlaf

Schlaf Qualität

0 5 10

Ich habe ..... Stunden geschlafen

Wie fühle ich mich

Workout des Tages

- ☐ 100 Jumping Jacks
- ☐ 25 Vertical Leg Crunches
- ☐ 30 Crunches
- ☐ 20 Squats
- ☐ 20 Wall Push-Ups
- ☐ 50 Russian Twists
- ☐ 15 Seconds Side Plank (each side)
- ☐ 10 Lunge Split Jumps
- ☐ 5 Jump Squats
- ☐ 40 High Knees

Tag 54

Frühstück

....

....

....

....

Mittag

....

....

....

....

Abendbrot

....

....

....

....

Snack

....

....

....

....

Wasser getrunken

Mein Schlaf

Schlaf Qualität

0 5 10

Ich habe ..... Stunden geschlafen

Wie fühle ich mich

Workout des Tages

- ☐ 60 Jumping Jacks
- ☐ 40 Crunches
- ☐ 10 Sit-Ups
- ☐ 10 Tricep Dips
- ☐ 20 Side Lunges (each side)
- ☐ 15 Incline Push-Ups
- ☐ 10 Oblique Crunches (each side)
- ☐ 30 Butt Kickers
- ☐ 5 Jump Squats
- ☐ 10 Jack Knife Sit-Ups

Tag 55

Frühstück
....
....
....
....

Mittag
....
....
....
....

Abendbrot
....
....
....
....

Snack
....
....
....
....

Wasser getrunken

Mein Schlaf

Schlaf Qualität

0 5 10

Ich habe ..... Stunden geschlafen

Wie fühle ich mich

Workout des Tages

- ☐ 50 Jumping Jacks
- ☐ 20 Squats
- ☐ 100 Russian Twists
- ☐ 5 Kneeling Push-Ups
- ☐ 1 Minute Downward Dog
- ☐ 15 Jack Knife Sit-Ups
- ☐ 10 Lunges (each side)
- ☐ 10 Side Lunges (each side)
- ☐ 20 Inner Thigh Lifts (each side)

Tag 56

Frühstück

Abendbrot

Mittag

Snack

Wasser getrunken

Mein Schlaf

Schlaf Qualität

0 5 10

Ich habe ..... Stunden geschlafen

Wie fühle ich mich

Workout des Tages

- ☐ 45 Jumping Jacks
- ☐ 15 Squats
- ☐ 5 Jump Squats
- ☐ 50 Russian Twists
- ☐ 30 Seconds Plank
- ☐ 10 Standing Calf Raises
- ☐ 5 Kneeling Push-Ups
- ☐ 30 Seconds Superman
- ☐ 10 Lunges (each side)
- ☐ 40 Crunches

Tag 57

Frühstück

Abendbrot

Mittag

Snack

Wasser getrunken

Mein Schlaf

Schlaf Qualität

0 5 10

Ich habe ..... Stunden geschlafen

Wie fühle ich mich

Workout des Tages

- ☐ 100 Jumping Jacks
- ☐ 50 Crunches
- ☐ 20 Tricep Dips
- ☐ 15 Squats
- ☐ 20 Lunges (each side)
- ☐ 70 Russian Twists
- ☐ 20 Standing Calf Raises
- ☐ 5 Push-Ups
- ☐ 30 Seconds Plank
- ☐ 10 Lunge Split Jumps

Tag 58

Frühstück

....
....
....
....

....
....
....
....

Mittag

....
....
....
....

Snack

....
....
....
....

Wasser getrunken

Mein Schlaf

Schlaf Qualität

0 5 10

Ich habe ..... Stunden geschlafen

Wie fühle ich mich

Workout des Tages

- ☐ 80 Jumping Jacks
- ☐ 50 Vertical Leg Crunches
- ☐ 20 Sit-Ups
- ☐ 15 Tricep Dips
- ☐ 20 Squats
- ☐ 10 Side Lunges (each leg)
- ☐ 15 Leg Lifts (each leg)
- ☐ 50 Bicycles
- ☐ 15 Wall Push-Ups
- ☐ 40 Russian Twists

Tag 59

Frühstück

Abendbrot

Mittag

Snack

Wasser getrunken

Mein Schlaf

Schlaf Qualität

0 5 10

Ich habe ..... Stunden geschlafen

Wie fühle ich mich

Workout des Tages

- ☐ 90 Jumping Jacks
- ☐ 20 Tricep Dips
- ☐ 10 Sit-Ups
- ☐ 30 Seconds Plank
- ☐ 30 Squats
- ☐ 15 Incline Push-Ups
- ☐ 40 Crunches
- ☐ 10 Oblique Crunches (each side)
- ☐ 20 Standing Calf Raises

Tag 60

Frühstück

....

....

....

....

Abendbrot

....

....

....

....

Mittag

....

....

....

....

Snack

....

....

....

....

Wasser getrunken

Mein Schlaf

Schlaf Qualität

0 5 10

Ich habe ..... Stunden geschlafen

Wie fühle ich mich

Workout des Tages

- ☐ 100 Jumping Jacks
- ☐ 25 Vertical Leg Crunches
- ☐ 30 Crunches
- ☐ 20 Squats
- ☐ 20 Wall Push-Ups
- ☐ 50 Russian Twists
- ☐ 15 Seconds Side Plank (each side)
- ☐ 10 Lunge Split Jumps
- ☐ 5 Jump Squats
- ☐ 40 High Knees

Tag 61

Frühstück

....
....
....
....

Mittag

....
....
....
....

Abendbrot

....
....
....
....

Snack

....
....
....
....

Wasser getrunken

Mein Schlaf

Schlaf Qualität

0 5 10

Ich habe ..... Stunden geschlafen

Wie fühle ich mich

Workout des Tages

- ☐ 60 Jumping Jacks
- ☐ 40 Crunches
- ☐ 10 Sit-Ups
- ☐ 10 Tricep Dips
- ☐ 20 Side Lunges (each side)
- ☐ 15 Incline Push-Ups
- ☐ 10 Oblique Crunches (each side)
- ☐ 30 Butt Kickers
- ☐ 5 Jump Squats
- ☐ 10 Jack Knife Sit-Ups

Tag 62

Frühstück

Abendbrot

Mittag

Snack

Wasser getrunken

Mein Schlaf

Schlaf Qualität

0 5 10

Ich habe ..... Stunden geschlafen

Wie fühle ich mich

Workout des Tages

- ☐ 50 Jumping Jacks
- ☐ 20 Squats
- ☐ 100 Russian Twists
- ☐ 5 Kneeling Push-Ups
- ☐ 1 Minute Downward Dog
- ☐ 15 Jack Knife Sit-Ups
- ☐ 10 Lunges (each side)
- ☐ 10 Side Lunges (each side)
- ☐ 20 Inner Thigh Lifts (each side)

Tag 63

Frühstück

....

....

....

....

Abendbrot

....

....

....

....

Mittag

....

....

....

....

Snack

....

....

....

....

Wasser getrunken

Mein Schlaf

Schlaf Qualität

0 5 10

Ich habe ..... Stunden geschlafen

Wie fühle ich mich

Workout des Tages

- ☐ 45 Jumping Jacks
- ☐ 15 Squats
- ☐ 5 Jump Squats
- ☐ 50 Russian Twists
- ☐ 30 Seconds Plank
- ☐ 10 Standing Calf Raises
- ☐ 5 Kneeling Push-Ups
- ☐ 30 Seconds Superman
- ☐ 10 Lunges (each side)
- ☐ 40 Crunches

Tag 64

Frühstück
....
....
....
....

Mittag
....
....
....
....

Abendbrot
....
....
....
....

Snack
....
....
....
....

Wasser getrunken

Mein Schlaf

Schlaf Qualität

0 5 10

Ich habe ..... Stunden geschlafen

Wie fühle ich mich

Workout des Tages

- ☐ 100 Jumping Jacks
- ☐ 50 Crunches
- ☐ 20 Tricep Dips
- ☐ 15 Squats
- ☐ 20 Lunges (each side)
- ☐ 70 Russian Twists
- ☐ 20 Standing Calf Raises
- ☐ 5 Push-Ups
- ☐ 30 Seconds Plank
- ☐ 10 Lunge Split Jumps

Tag 65

Frühstück

....

....

....

....

Mittag

....

....

....

....

Abendbrot

....

....

....

....

Snack

....

....

....

....

Wasser getrunken

Mein Schlaf

Schlaf Qualität

0 5 10

Ich habe ..... Stunden geschlafen

Wie fühle ich mich

Workout des Tages

- ☐ 80 Jumping Jacks
- ☐ 50 Vertical Leg Crunches
- ☐ 20 Sit-Ups
- ☐ 15 Tricep Dips
- ☐ 20 Squats
- ☐ 10 Side Lunges (each leg)
- ☐ 15 Leg Lifts (each leg)
- ☐ 50 Bicycles
- ☐ 15 Wall Push-Ups
- ☐ 40 Russian Twists

Tag 66

Frühstück

Abendbrot

Mittag

Snack

Wasser getrunken

Mein Schlaf

Schlaf Qualität

0 5 10

Ich habe ..... Stunden geschlafen

Wie fühle ich mich

Workout des Tages

- ☐ 90 Jumping Jacks
- ☐ 20 Tricep Dips
- ☐ 10 Sit-Ups
- ☐ 30 Seconds Plank
- ☐ 30 Squats
- ☐ 15 Incline Push-Ups
- ☐ 40 Crunches
- ☐ 10 Oblique Crunches (each side)
- ☐ 20 Standing Calf Raises

Tag 67

Frühstück

....

....

....

....

Abendbrot

....

....

....

....

Mittag

....

....

....

....

Snack

....

....

....

....

Wasser getrunken

Mein Schlaf

Schlaf Qualität

0 5 10

Ich habe ..... Stunden geschlafen

Wie fühle ich mich

Workout des Tages

- ☐ 100 Jumping Jacks
- ☐ 25 Vertical Leg Crunches
- ☐ 30 Crunches
- ☐ 20 Squats
- ☐ 20 Wall Push-Ups
- ☐ 50 Russian Twists
- ☐ 15 Seconds Side Plank (each side)
- ☐ 10 Lunge Split Jumps
- ☐ 5 Jump Squats
- ☐ 40 High Knees

Tag 68

Frühstück
....
....
....
....

Mittag
....
....
....
....

Abendbrot
....
....
....
....

Snack
....
....
....
....

Wasser getrunken

Mein Schlaf

Schlaf Qualität

0 5 10

Ich habe ..... Stunden geschlafen

Wie fühle ich mich

Workout des Tages

- ☐ 60 Jumping Jacks
- ☐ 40 Crunches
- ☐ 10 Sit-Ups
- ☐ 10 Tricep Dips
- ☐ 20 Side Lunges (each side)
- ☐ 15 Incline Push-Ups
- ☐ 10 Oblique Crunches (each side)
- ☐ 30 Butt Kickers
- ☐ 5 Jump Squats
- ☐ 10 Jack Knife Sit-Ups

Tag 69

Frühstück

Abendbrot

Mittag

Snack

Wasser getrunken

Mein Schlaf

Schlaf Qualität

0 5 10

Ich habe ..... Stunden geschlafen

Wie fühle ich mich

Workout des Tages

- ☐ 50 Jumping Jacks
- ☐ 20 Squats
- ☐ 100 Russian Twists
- ☐ 5 Kneeling Push-Ups
- ☐ 1 Minute Downward Dog
- ☐ 15 Jack Knife Sit-Ups
- ☐ 10 Lunges (each side)
- ☐ 10 Side Lunges (each side)
- ☐ 20 Inner Thigh Lifts (each side)

Tag 70

Frühstück

....

....

....

....

Mittag

....

....

....

....

Abendbrot

....

....

....

....

Snack

....

....

....

....

Wasser getrunken

Mein Schlaf

Schlaf Qualität

0 5 10

Ich habe ..... Stunden geschlafen

Wie fühle ich mich

Workout des Tages

- ☐ 45 Jumping Jacks
- ☐ 15 Squats
- ☐ 5 Jump Squats
- ☐ 50 Russian Twists
- ☐ 30 Seconds Plank
- ☐ 10 Standing Calf Raises
- ☐ 5 Kneeling Push-Ups
- ☐ 30 Seconds Superman
- ☐ 10 Lunges (each side)
- ☐ 40 Crunches

Tag 71

Frühstück

Abendbrot

Mittag

Snack

Wasser getrunken

Mein Schlaf

Schlaf Qualität

0 5 10

Ich habe ..... Stunden geschlafen

Wie fühle ich mich

Workout des Tages

- ☐ 100 Jumping Jacks
- ☐ 50 Crunches
- ☐ 20 Tricep Dips
- ☐ 15 Squats
- ☐ 20 Lunges (each side)
- ☐ 70 Russian Twists
- ☐ 20 Standing Calf Raises
- ☐ 5 Push-Ups
- ☐ 30 Seconds Plank
- ☐ 10 Lunge Split Jumps

Tag 72

Frühstück

Mittag

Snack

Wasser getrunken

Mein Schlaf

Schlaf Qualität

0 5 10

Ich habe ..... Stunden geschlafen

Wie fühle ich mich

Workout des Tages

- ☐ 80 Jumping Jacks
- ☐ 50 Vertical Leg Crunches
- ☐ 20 Sit-Ups
- ☐ 15 Tricep Dips
- ☐ 20 Squats
- ☐ 10 Side Lunges (each leg)
- ☐ 15 Leg Lifts (each leg)
- ☐ 50 Bicycles
- ☐ 15 Wall Push-Ups
- ☐ 40 Russian Twists

Tag 73

Frühstück

Mittag

Abendbrot

Snack

Wasser getrunken

Mein Schlaf

Schlaf Qualität

0 5 10

Ich habe ..... Stunden geschlafen

Wie fühle ich mich

Workout des Tages

- ☐ 90 Jumping Jacks
- ☐ 20 Tricep Dips
- ☐ 10 Sit-Ups
- ☐ 30 Seconds Plank
- ☐ 30 Squats
- ☐ 15 Incline Push-Ups
- ☐ 40 Crunches
- ☐ 10 Oblique Crunches (each side)
- ☐ 20 Standing Calf Raises

Tag 74

Frühstück

Mittag

Abendbrot

Snack

Wasser getrunken

Mein Schlaf

Schlaf Qualität

0 5 10

Ich habe ..... Stunden geschlafen

Wie fühle ich mich

Workout des Tages

- ☐ 100 Jumping Jacks
- ☐ 25 Vertical Leg Crunches
- ☐ 30 Crunches
- ☐ 20 Squats
- ☐ 20 Wall Push-Ups
- ☐ 50 Russian Twists
- ☐ 15 Seconds Side Plank (each side)
- ☐ 10 Lunge Split Jumps
- ☐ 5 Jump Squats
- ☐ 40 High Knees

Tag 75

Frühstück

....
....
....
....

Mittag

....
....
....
....

Abendbrot

....
....
....
....

Snack

....
....
....
....

Wasser getrunken

Mein Schlaf

Schlaf Qualität

0 5 10

Ich habe ..... Stunden geschlafen

Wie fühle ich mich

Workout des Tages

- ☐ 60 Jumping Jacks
- ☐ 40 Crunches
- ☐ 10 Sit-Ups
- ☐ 10 Tricep Dips
- ☐ 20 Side Lunges (each side)
- ☐ 15 Incline Push-Ups
- ☐ 10 Oblique Crunches (each side)
- ☐ 30 Butt Kickers
- ☐ 5 Jump Squats
- ☐ 10 Jack Knife Sit-Ups

Tag 76

Frühstück

....
....
....
....

Mittag

....
....
....
....

Abendbrot

....
....
....
....

Snack

....
....
....
....

Wasser getrunken

Mein Schlaf

Schlaf Qualität

0 5 10

Ich habe ..... Stunden geschlafen

Wie fühle ich mich

Workout des Tages

- ☐ 50 Jumping Jacks
- ☐ 20 Squats
- ☐ 100 Russian Twists
- ☐ 5 Kneeling Push-Ups
- ☐ 1 Minute Downward Dog
- ☐ 15 Jack Knife Sit-Ups
- ☐ 10 Lunges (each side)
- ☐ 10 Side Lunges (each side)
- ☐ 20 Inner Thigh Lifts (each side)

Tag 77

Frühstück
....
....
....
....

Mittag
....
....
....
....

Abendbrot
....
....
....
....

Snack
....
....
....
....

Wasser getrunken

Mein Schlaf

Schlaf Qualität

0 5 10

Ich habe ..... Stunden geschlafen

Wie fühle ich mich

Workout des Tages

- ☐ 45 Jumping Jacks
- ☐ 15 Squats
- ☐ 5 Jump Squats
- ☐ 50 Russian Twists
- ☐ 30 Seconds Plank
- ☐ 10 Standing Calf Raises
- ☐ 5 Kneeling Push-Ups
- ☐ 30 Seconds Superman
- ☐ 10 Lunges (each side)
- ☐ 40 Crunches

Tag 78

Frühstück

....

....

....

....

Mittag

....

....

....

....

Abendbrot

....

....

....

....

Snack

....

....

....

....

Wasser getrunken

Mein Schlaf

Schlaf Qualität

0 5 10

Ich habe ..... Stunden geschlafen

Wie fühle ich mich

Workout des Tages

- ☐ 100 Jumping Jacks
- ☐ 50 Crunches
- ☐ 20 Tricep Dips
- ☐ 15 Squats
- ☐ 20 Lunges (each side)
- ☐ 70 Russian Twists
- ☐ 20 Standing Calf Raises
- ☐ 5 Push-Ups
- ☐ 30 Seconds Plank
- ☐ 10 Lunge Split Jumps

Tag 79

Frühstück
....
....
....
....

Mittag
....
....
....
....

Abendbrot
....
....
....
....

Snack
....
....
....
....

Wasser getrunken

Mein Schlaf

Schlaf Qualität

0 5 10

Ich habe ..... Stunden geschlafen

Wie fühle ich mich

Workout des Tages

- ☐ 80 Jumping Jacks
- ☐ 50 Vertical Leg Crunches
- ☐ 20 Sit-Ups
- ☐ 15 Tricep Dips
- ☐ 20 Squats
- ☐ 10 Side Lunges (each leg)
- ☐ 15 Leg Lifts (each leg)
- ☐ 50 Bicycles
- ☐ 15 Wall Push-Ups
- ☐ 40 Russian Twists

Tag 80

Frühstück
....
....
....
....

Mittag
....
....
....
....

Abendbrot
....
....
....
....

Snack
....
....
....
....

Wasser getrunken

Mein Schlaf

Schlaf Qualität

0 5 10

Ich habe ..... Stunden geschlafen

Wie fühle ich mich

Workout des Tages

- ☐ 90 Jumping Jacks
- ☐ 20 Tricep Dips
- ☐ 10 Sit-Ups
- ☐ 30 Seconds Plank
- ☐ 30 Squats
- ☐ 15 Incline Push-Ups
- ☐ 40 Crunches
- ☐ 10 Oblique Crunches (each side)
- ☐ 20 Standing Calf Raises

Tag 81

Frühstück	Abendbrot
....	....
....	....
....	....
....	....
Mittag	**Snack**
....	....
....	....
....	....
....	....

Wasser getrunken

Mein Schlaf

Schlaf Qualität

0 5 10

Ich habe ..... Stunden geschlafen

Wie fühle ich mich

☆ ☆ ☆

Workout des Tages

- ☐ 100 Jumping Jacks
- ☐ 25 Vertical Leg Crunches
- ☐ 30 Crunches
- ☐ 20 Squats
- ☐ 20 Wall Push-Ups
- ☐ 50 Russian Twists
- ☐ 15 Seconds Side Plank (each side)
- ☐ 10 Lunge Split Jumps
- ☐ 5 Jump Squats
- ☐ 40 High Knees

Tag 82

Frühstück

Mittag

Abendbrot

Snack

Wasser getrunken

Mein Schlaf

Schlaf Qualität

0 5 10

Ich habe ..... Stunden geschlafen

Wie fühle ich mich

Workout des Tages

- ☐ 60 Jumping Jacks
- ☐ 40 Crunches
- ☐ 10 Sit-Ups
- ☐ 10 Tricep Dips
- ☐ 20 Side Lunges (each side)
- ☐ 15 Incline Push-Ups
- ☐ 10 Oblique Crunches (each side)
- ☐ 30 Butt Kickers
- ☐ 5 Jump Squats
- ☐ 10 Jack Knife Sit-Ups

Tag 83

Frühstück

Abendbrot

Mittag

Snack

Wasser getrunken

Mein Schlaf

Schlaf Qualität

0 5 10

Ich habe ..... Stunden geschlafen

Wie fühle ich mich

Workout des Tages

- ☐ 50 Jumping Jacks
- ☐ 20 Squats
- ☐ 100 Russian Twists
- ☐ 5 Kneeling Push-Ups
- ☐ 1 Minute Downward Dog
- ☐ 15 Jack Knife Sit-Ups
- ☐ 10 Lunges (each side)
- ☐ 10 Side Lunges (each side)
- ☐ 20 Inner Thigh Lifts (each side)

Tag 84

Frühstück

Abendbrot

Mittag

Snack

Wasser getrunken

Mein Schlaf

Schlaf Qualität

0 5 10

Ich habe ..... Stunden geschlafen

Wie fühle ich mich

Workout des Tages

- ☐ 45 Jumping Jacks
- ☐ 15 Squats
- ☐ 5 Jump Squats
- ☐ 50 Russian Twists
- ☐ 30 Seconds Plank
- ☐ 10 Standing Calf Raises
- ☐ 5 Kneeling Push-Ups
- ☐ 30 Seconds Superman
- ☐ 10 Lunges (each side)
- ☐ 40 Crunches

Tag 85

Frühstück

Mittag

Abendbrot

Snack

Wasser getrunken

Mein Schlaf

Schlaf Qualität

0 5 10

Ich habe ..... Stunden geschlafen

Wie fühle ich mich

Workout des Tages

- ☐ 100 Jumping Jacks
- ☐ 50 Crunches
- ☐ 20 Tricep Dips
- ☐ 15 Squats
- ☐ 20 Lunges (each side)
- ☐ 70 Russian Twists
- ☐ 20 Standing Calf Raises
- ☐ 5 Push-Ups
- ☐ 30 Seconds Plank
- ☐ 10 Lunge Split Jumps

Tag 86

Frühstück

....

....

....

....

....

....

....

....

Mittag

....

....

....

....

Snack

....

....

....

....

Wasser getrunken

Mein Schlaf

Schlaf Qualität

0 5 10

Ich habe ..... Stunden geschlafen

Wie fühle ich mich

Workout des Tages

- ☐ 80 Jumping Jacks
- ☐ 50 Vertical Leg Crunches
- ☐ 20 Sit-Ups
- ☐ 15 Tricep Dips
- ☐ 20 Squats
- ☐ 10 Side Lunges (each leg)
- ☐ 15 Leg Lifts (each leg)
- ☐ 50 Bicycles
- ☐ 15 Wall Push-Ups
- ☐ 40 Russian Twists

Tag 87

Frühstück

Mittag

Abendbrot

Snack

Wasser getrunken

Mein Schlaf

Schlaf Qualität

0 5 10

Ich habe ..... Stunden geschlafen

Wie fühle ich mich

Workout des Tages

- ☐ 90 Jumping Jacks
- ☐ 20 Tricep Dips
- ☐ 10 Sit-Ups
- ☐ 30 Seconds Plank
- ☐ 30 Squats
- ☐ 15 Incline Push-Ups
- ☐ 40 Crunches
- ☐ 10 Oblique Crunches (each side)
- ☐ 20 Standing Calf Raises

Tag 88

Frühstück

....

....

....

....

Abendbrot

....

....

....

....

Mittag

....

....

....

....

Snack

....

....

....

....

Wasser getrunken

Mein Schlaf

Schlaf Qualität

0 5 10

Ich habe ..... Stunden geschlafen

Wie fühle ich mich

Workout des Tages

- ☐ 100 Jumping Jacks
- ☐ 25 Vertical Leg Crunches
- ☐ 30 Crunches
- ☐ 20 Squats
- ☐ 20 Wall Push-Ups
- ☐ 50 Russian Twists
- ☐ 15 Seconds Side Plank (each side)
- ☐ 10 Lunge Split Jumps
- ☐ 5 Jump Squats
- ☐ 40 High Knees

Tag 89

Frühstück

Abendbrot

Mittag

Snack

Wasser getrunken

Mein Schlaf

Schlaf Qualität

0 5 10

Ich habe ..... Stunden geschlafen

Wie fühle ich mich

Workout des Tages

- ☐ 60 Jumping Jacks
- ☐ 40 Crunches
- ☐ 10 Sit-Ups
- ☐ 10 Tricep Dips
- ☐ 20 Side Lunges (each side)
- ☐ 15 Incline Push-Ups
- ☐ 10 Oblique Crunches (each side)
- ☐ 30 Butt Kickers
- ☐ 5 Jump Squats
- ☐ 10 Jack Knife Sit-Ups

Tag 90

Frühstück

Abendbrot

Mittag

Snack

Wasser getrunken

Mein Schlaf

Schlaf Qualität

0 5 10

Ich habe ..... Stunden geschlafen

Wie fühle ich mich

Workout des Tages

- ☐ 50 Jumping Jacks
- ☐ 20 Squats
- ☐ 100 Russian Twists
- ☐ 5 Kneeling Push-Ups
- ☐ 1 Minute Downward Dog
- ☐ 15 Jack Knife Sit-Ups
- ☐ 10 Lunges (each side)
- ☐ 10 Side Lunges (each side)
- ☐ 20 Inner Thigh Lifts (each side)

Du hast es geschafft!

Wie fühlst du dich? Du hast es geschafft, du hast 90 Tage am Stück alles gegeben – das ist verrückt!
Verwöhne dich heute und schaue zurück auf das, was du erreicht hast.
Genieße es!
Und danach geht es wieder weiter!
Behalte die guten Dinge, die du in den 90 Tagen gelernt hast, werfe die schlechten weg und fange dann wieder an. Es ist wichtig, das Momentum, das du in diesen 90 Tagen aufgebaut hast, zu erhalten!

Wir hoffen, dass dir dieses Abenteuer gefallen hat.
Wenn ja:
Bitte gib uns eine Rezension für dieses Journal auf Amazon, damit hilfst du uns sehr!

Vielen Dank!

www.ingramcontent.com/pod-product-compliance
Lightning Source LLC
LaVergne TN
LVHW090937230826
846093LV00009BA/392

* 9 7 8 1 0 9 5 9 8 8 0 3 9 *